Simon Githui
Margaret Chege
Miriam C. A. Wagoro

Barreiras ao rastreio de mulheres grávidas relativamente à violência por parceiros íntimos

Simon Githui
Margaret Chege
Miriam C. A. Wagoro

Barreiras ao rastreio de mulheres grávidas relativamente à violência por parceiros íntimos

ScienciaScripts

Cover image: www.ingimage.com

This book is a translation from the original published under ISBN 978-620-2-30982-0.

Publisher:
Sciencia Scripts
is a trademark of
Dodo Books Indian Ocean Ltd. and OmniScriptum S.R.L publishing group

120 High Road, East Finchley, London, N2 9ED, United Kingdom
Str. Armeneasca 28/1, office 1, Chisinau MD-2012, Republic of Moldova, Europe
Printed at: see last page
ISBN: 978-620-8-32482-7

DEDICAÇÃO

Simon Githui dedica este trabalho à sua esposa Roselyne Nderitu, ao seu filho James Nderitu e à sua filha Mary Nderitu pelo seu amor, apoio e encorajamento. Que o Deus todo-poderoso vos abençoe.

LISTA DE ABREVIATURAS

ANC: Antenatal Care

CBD: Central Business District

CDC: Centers for Disease Control and Prevention

ERC: Ethics and Research Committee

GBVRC: Gender Based Violence and Recovery Center

IPV: Intimate Partner Violence

IRC: International Rescue Center

KDHS: Kenya Demographic Health Survey

KNH: Kenyatta National Hospital

MDGs: Millennium Development Goals

NCK: Nursing Council of Kenya

OR: Odds Ratio

PMH: Pumwani Maternity Hospital

TPB: Theory of Planned Behavior

PREMIS: Physician Readiness to Manage Intimate Partner Violence

SPSS: Statistical Package for Social Sciences

USPSTF: United States Preventive Services Task Force

VAW: Violence against women

WHO: World Health Organization

DEFINIÇÕES OPERACIONAIS

Pré-natal: O estado ou o período de gravidez. Para este estudo, é o Período que decorre entre o momento em que uma mulher se apercebe que está grávida ou que lhe foi diagnosticada uma gravidez e o momento em que entra em trabalho de parto durante o parto.

Barreiras: Algo/situação que torna difícil ou impossível atingir um determinado nível de funcionamento. Para este estudo, as barreiras significam factores que impedem o rastreio da VPI na gravidez.

VPI: Descreve os danos físicos, sexuais ou psicológicos causados por um atual ou ex-companheiro(a) ou cônjuge. Este tipo de violência pode ocorrer entre casais heterossexuais ou do mesmo sexo e não requer intimidade sexual. Para este estudo, a VPI é qualquer dano físico, sexual ou psicológico, atual ou anterior, causado por um parceiro ou cônjuge atual ou anterior.

Gravidez: O estado de carregar um embrião ou feto em desenvolvimento dentro da corpo feminino. Para o presente estudo, será adoptada a mesma definição.

Rastreio: É uma estratégia utilizada para identificar um estado não reconhecido de saúde/doença/doença em indivíduos com ou sem sinais ou sintomas, utilizando um instrumento de rastreio. No caso do presente estudo, tal significará um inquérito de rotina sobre o risco de VPI, a exposição atual a VPI ou a exposição anterior a VPI, utilizando um instrumento normalizado sempre que uma mulher grávida procure cuidados ou vá a uma consulta hospitalar.

Sobrevivente: Qualquer pessoa que tenha sido violada sexualmente e tenha vivido a experiência.

RESUMO

A violência entre parceiros íntimos (VPI) é prejudicial para o bem-estar físico, emocional, sexual, social e mental, para além de constituir uma violação dos direitos humanos. Na gravidez, está diretamente associada a efeitos negativos tanto para a mãe como para o recém-nascido, incluindo mortes maternas e de recém-nascidos. A nível mundial, a prevalência da VPI entre as mulheres é de 35% e no Quénia é de 49%. Estima-se que seja de 13,5% entre as mulheres grávidas no Quénia. Apesar dos resultados adversos da VPI na gravidez, o rastreio durante a gravidez está atrasado. Para colmatar esta lacuna, este estudo procurou avaliar as barreiras associadas ao rastreio da VPI na gravidez. Foi realizado um estudo descritivo transversal no Hospital Maternidade de Pumwani. Foi utilizada uma amostragem aleatória estratificada proporcional para selecionar os 125 enfermeiros participantes da população estudada de 186 enfermeiros. Os dados foram recolhidos através de um questionário semi-estruturado. Os dados quantitativos foram analisados utilizando o Statistical Package for Social Sciences (SPSS) versão 20.0. Os temas foram analisados e apresentados com dados qualitativos. No estudo, apenas 16% (n=20) dos enfermeiros efectuaram o rastreio da VPI. Verificou-se uma significância estatística entre o comportamento de não rastreio dos inquiridos e o seu estado civil (P=0,001) e o seu nível de escolaridade (P=<0,0001). O medo dos participantes da reação do parceiro (P=0,004) e a falta de mentores e de modelos de referência no rastreio da VPI (P=0,005) também estiveram relacionados com o não rastreio. A falta de um protocolo hospitalar que aborde o rastreio da VPI (P=0,014) e a elevada carga de trabalho para o enfermeiro (P=0,006) também foram associadas ao não rastreio. Houve uma significância estatística entre o comportamento de não rastreio dos inquiridos e as barreiras percebidas de que a sobrevivente vítima de abuso continuaria a ficar com o agressor (P=<0,0001). Outras barreiras associadas às sobreviventes, segundo a perceção do enfermeiro, incluíam: as sobreviventes negam que a agressão seja a causa da lesão física, mesmo que tenham uma lesão física associada à VPI (P=0,001), as sobreviventes de VPI receiam retaliações por parte do agressor se denunciarem a VPI ao enfermeiro (P=<0,0001) e as sobreviventes não estão dispostas a revelar o historial de VPI no seu historial médico (P=0,001). Assim, é importante notar que o rastreio da VPI entre as mulheres grávidas enfrenta barreiras que emanam dos enfermeiros, da organização e das mulheres grávidas. Por conseguinte, os hospitais devem organizar uma educação médica contínua para todos os seus profissionais de saúde sobre o rastreio e a gestão da VPI. As partes interessadas no sector da saúde devem organizar campanhas de sensibilização pública sobre os direitos reprodutivos e integrar o rastreio da VPI no rastreio médico de rotina durante os cuidados pré-natais. O estudo foi aprovado pelo Comité de Ética e Investigação do Hospital Nacional Kenyatta da Universidade de Nairobi- Kenyatta.

CAPÍTULO 1
INTRODUÇÃO

1.1 Informações de base

A violência por parceiro íntimo (VPI) é um problema de saúde pública grave e evitável e uma violação dos direitos humanos das mulheres que afecta milhões de mulheres em todo o mundo (Organização Mundial de Saúde (OMS), 2014). O termo "violência por parceiro íntimo" descreve os danos físicos, sexuais, sociais ou psicológicos causados por um parceiro ou cônjuge atual ou anterior (Center for Disease Control (CDC), 2014). A nível mundial, a prevalência da VPI entre as mulheres é de 35% (OMS, 2014) e, no Quénia, 49% das mulheres relataram ter sofrido violência durante a sua vida; uma em cada quatro tinha sofrido violência nos 12 meses anteriores, enquanto 1 em cada 3 mulheres em idade fértil no Quénia já tinha sofrido alguma forma de violência doméstica (Serviço Nacional de Estatística do Quénia (KNBS) e Inner City Fund (ICF) Macro, 2010). A VPI entre as mulheres grávidas no Quénia foi estimada em 13,5%, o que representa uma prevalência mais elevada do que a de muitas doenças, como a hipertensão e a anemia, que são rotineiramente rastreadas durante a gravidez (Gazmararian, et al 2000 e Devties, et al 2010).

Muitos investigadores observaram que a violência por parceiro íntimo está diretamente associada a resultados negativos para a saúde materna e neonatal. Por exemplo, Ackerson e Subramanian, (2009) Abuya, et al (2012) e Jasen, et al (2003), relataram a ligação entre a VPI e o alto risco de hemorragia anteparto, restrição de crescimento intrauterino e morte perinatal e neonatal. A associação entre VPI e resultados negativos para a saúde perinatal e neonatal é apoiada por Davis (2008), que afirmou que a VPI é a principal causa de lesões graves e morte nos Estados Unidos entre mulheres em idade fértil. Sem estratégias para reduzir a prevalência da VPI, a realização dos Objectivos de Desenvolvimento do Milénio (ODM) n.ºs 3, 4 e 5, que visam promover a igualdade entre os sexos e a autonomia das mulheres, reduzir a mortalidade infantil e melhorar a saúde materna, respetivamente, seria posta em causa.

O rastreio da VPI em locais cuidadosamente selecionados dentro das instalações de saúde pública, onde a maioria das mulheres quenianas procura serviços de saúde materna, tem o potencial de melhorar os resultados de saúde das mulheres e dos seus recém-nascidos. O rastreio nestes locais promove a deteção precoce da violência e, consequentemente, intervenções rápidas, que são importantes para a redução dos efeitos adversos da VPI (Boinville, 2013). Apesar dos benefícios cruciais, do apoio e da recomendação para o rastreio de rotina da VPI para todas as mulheres em contextos de cuidados de saúde (Taft, 2013 e Shears, 2008), o rastreio de rotina da VPI pelos prestadores de cuidados de saúde ainda é baixo, tal como relatado por Stayton e Duncan (2005), Barnett, (2005) e Gutmani, et al (2007).

Os enfermeiros e as parteiras, em particular, são fundamentais para a prestação de cuidados de qualidade durante a gravidez. Prestam cuidados perinatais que incluem o rastreio de diferentes exposições negativas durante a gravidez (Conselho de Enfermagem do Quénia - NCK, 2012). É provável que as sobreviventes de VPI durante a gravidez se apresentem a estas enfermeiras em algum momento da gravidez. Esta visita aos enfermeiros proporciona uma oportunidade de revelação e intervenção que pode prevenir ou reduzir os efeitos adversos da VPI na gravidez.

1.2 Declaração do problema

A VPI é um problema grave a nível mundial, com uma prevalência de 35% a nível global (OMS, 2009) e de 49% entre as mulheres no Quénia (KNBS) e ICF Macro, 2010), sendo de 13,5% entre as mulheres grávidas no Quénia. É prejudicial para o bem-estar físico, emocional, sexual, social e mental, para além de ser uma violação dos direitos humanos (Coker, et al. 2000; Jejeebhoy, et al. 2010; Dunkle, et al. 2004). Também está diretamente associada a efeitos negativos tanto para a mãe como para o recém-nascido, incluindo mortes maternas e de recém-nascidos (Ackerson e Subramanian 2009). O rastreio da VPI tem o potencial de melhorar os resultados de saúde das mulheres e dos seus recém-nascidos. Isso porque promove a deteção precoce da violência e, portanto, intervenções imediatas, que são importantes para a redução dos efeitos adversos da VPI (Boinville, 2013). Apesar das recomendações universais de rastreio da VPI (American College of Obstetricians and Gynecologists (2012)), o rastreio da VPI em contextos de cuidados de saúde em geral, e durante a gravidez em particular, está longe de ser implementado universalmente. Mesmo após a recente evidência no Quénia por Undie, et al (2012 &2013) sobre a elevada aceitabilidade e viabilidade de potenciais intervenções de rastreio da VPI a partir das perspectivas das mulheres, o rastreio de rotina da VPI ainda não tem lugar nos contextos de cuidados de saúde quenianos. Por conseguinte, é fundamental documentar as barreiras que impedem os enfermeiros de efetuar o rastreio da VPI na gravidez, como primeiro passo para alcançar o rastreio universal da VPI na gravidez.

1.3 Justificação do estudo

O período pré-natal oferece uma oportunidade adequada para o rastreio e a gestão da VPI entre as mulheres grávidas e, por conseguinte, os enfermeiros podem contribuir grandemente para a prevenção dos efeitos adversos da violência perpetrada por parceiros íntimos, tais como a morte materna e a morte do recém-nascido, através do rastreio, do aconselhamento, da gestão ou mesmo do encaminhamento das grávidas sobreviventes para cuidados adequados. Isto deve-se ao facto de os enfermeiros e, em particular, as parteiras desempenharem um papel fundamental na gestão e nos cuidados prestados às mulheres grávidas, desde o momento em que engravidam até ao parto e mesmo durante o período pós-natal. Na maioria dos casos, são o único pessoal de saúde com que uma mulher grávida entra em contacto durante este período perinatal. Por conseguinte, é importante compreender quaisquer barreiras que possam dificultar o seu papel no rastreio da VPI na gravidez, caso se pretenda alcançar um rastreio universal de rotina no Quénia. As conclusões deste estudo podem ser utilizadas para definir estratégias destinadas a melhorar a qualidade dos cuidados prestados às mulheres grávidas no Hospital Pumwani, melhorando assim a qualidade de vida da mãe e do recém-nascido.

1.4 Hipótese

H_0 : Não existem barreiras relacionadas com enfermeiros, organizações ou sobreviventes ao rastreio da VPI entre as mulheres grávidas.

Olá: Existem barreiras relacionadas com os enfermeiros, a organização e os sobreviventes no que respeita ao rastreio da VPI entre as mulheres grávidas.

1.5 Questões de investigação

1. Quais são as práticas de rastreio das enfermeiras relativamente à violência por parceiro íntimo entre as mulheres grávidas na Maternidade de Pumwani?
2. Quais são as barreiras relacionadas com os enfermeiros ao rastreio da violência por parceiro íntimo entre as mulheres grávidas atendidas na Maternidade de Pumwani?
3. Quais são as barreiras ambientais relacionadas com o rastreio da violência por parceiro íntimo entre as mulheres grávidas atendidas na Maternidade de Pumwani?
4. Quais são as barreiras relacionadas com o sistema para o rastreio da violência por parceiro íntimo entre as mulheres grávidas atendidas na Maternidade de Pumwani?
5. Na perspetiva dos enfermeiros, quais são as barreiras associadas ao rastreio da violência por parceiro íntimo?

1.6 Objetivo principal

Avaliar as barreiras associadas ao rastreio da violência por parceiro íntimo entre as mulheres grávidas atendidas na Maternidade de Pumwani.

1.6.1 Objectivos específicos

1. Determinar as práticas das enfermeiras no rastreio da VPI entre as mulheres grávidas atendidas na Maternidade de Pumwani.

2. Determinar as barreiras relacionadas com os enfermeiros ao rastreio da violência por parceiro íntimo entre as mulheres grávidas atendidas na Maternidade de Pumwani.
3. Descrever as barreiras relacionadas com a organização ao rastreio da violência por parceiro íntimo entre as mulheres grávidas atendidas na Maternidade de Pumwani.
4. Examinar as barreiras associadas às mulheres grávidas no rastreio da violência por parceiro íntimo na perspetiva do enfermeiro.

1.7 Variáveis do estudo

1.7.1 Variáveis independentes

Barreiras relacionadas com o rastreio da VPI por parte dos enfermeiros; Falta de formação, de conhecimentos, de capacidade para encaminhar, de uma boa relação doente-enfermeiro, de mentores, de cooperação de outros profissionais de saúde, de cooperação da polícia. Os enfermeiros consideram que; não é apropriado intervir, não é o seu papel, o foco dos cuidados de enfermagem é a saúde física e não os problemas emocionais ou mentais. Preocupações dos enfermeiros com a segurança pessoal, o conforto, o envolvimento legal no caso e o diagnóstico incorreto.

Os enfermeiros; esquecem-se das limitações de tempo, têm assuntos mais urgentes para resolver, receiam invadir a privacidade do doente e receiam a reação do parceiro.

Obstáculos relacionados com a organização; falta de; factores ambientais, recursos de acompanhamento, pessoal de apoio, protocolo hospitalar, sistemas de encaminhamento eficazes, apoio da administração, salas de instalações para a privacidade dos doentes, autonomia dos enfermeiros

Barreiras percebidas pelos sobreviventes; recusa de encaminhamento, barreiras linguísticas, falha na revelação, recusa de encaminhamento, efeitos na sua vida, problemas psicossociais das sobreviventes, personalidades difíceis, as sobreviventes continuariam com o agressor, negação da agressão como causa de danos físicos, medo de represálias por parte do agressor, relutância das sobreviventes em revelar o historial de VPI no seu historial médico, desconhecimento dos seus direitos, incumprimento do tratamento da VPI, visão das sobreviventes dos maus-tratos por VPI como normais, papel das sobreviventes na provocação dos maus-tratos, estigma da sociedade

1.7.2 Variáveis dependentes

Nenhum rastreio da VPI na gravidez

1.7.3 Variáveis de resultado

Falta de gestão da VPI na gravidez

Efeitos adversos na gravidez, por exemplo, mortes maternas e neonatais

CAPÍTULO 2
REVISÃO DA LITERATURA

2.1 Introdução à VPI

A violência entre parceiros íntimos (VPI) é um problema de saúde pública grave e evitável que afecta milhões de mulheres em todo o mundo. As mulheres grávidas correm um risco maior de sofrer violência de género porque têm mais probabilidades de estar em relações do que a população não grávida. A prevalência da VPI na gravidez em África é de (37%) (Shamu, et al 2014) em comparação com o que é relatado a nível mundial (35%) (OMS, 2014). Mas existe uma cultura de silêncio em torno da violência de género, mesmo as mulheres que querem falar sobre as suas experiências de violência doméstica podem ter dificuldade em fazê-lo devido a sentimentos de vergonha ou medo (Khasakhala-Mwenesi, et al 2007).

O termo "violência por parceiro íntimo" descreve os danos físicos, sexuais ou psicológicos causados por um parceiro ou cônjuge atual ou anterior. Este tipo de violência pode ocorrer entre casais heterossexuais ou do mesmo sexo e não requer intimidade sexual (CDC, 2014). A violência física envolve o contacto físico forçado, que pode variar de leves empurrões e bofetadas a espancamentos graves e violência letal. O abuso sexual inclui comportamentos coercivos e físicos que variam desde a tentativa de persuadir alguém a realizar um ato sexual contra a sua vontade, ignorando respostas de "não", até actos sexuais fisicamente forçados, enquanto o termo agressão psicológica (ou abuso emocional) se refere a agir de forma ofensiva ou degradante em relação a outra pessoa, normalmente de forma verbal, e pode incluir ameaças, ridicularização, retenção de afeto e restrições (por exemplo, isolamento social e controlo financeiro) (Teten et al 2009: O'Leaary e Maiuro, 2002).

2.2 Práticas de rastreio da VPI por parte dos enfermeiros em mulheres grávidas

O rastreio universal de rotina da VPI significa perguntar a todas as mulheres grávidas, independentemente do seu estatuto socioeconómico, nível de escolaridade, etnia ou idade de gestação, sobre a sua exposição à VPI. Um conjunto crescente de provas apoia a eficácia do rastreio universal de forma proscrita para uma deteção óptima da VPI. O rastreio universal inclui fazer as mesmas perguntas diretas sobre abuso, quer os sintomas estejam presentes ou o enfermeiro suspeite de abuso. Os enfermeiros devem fazer as perguntas com sensibilidade e em total privacidade. Devem também utilizar instrumentos padronizados, tais como o Abuse Assessment Screen; Hurt, Insult, Threaten, and Scream; The Woman Abuse Screening Tool/Woman Abuse Screening Tool-Short Form; The Partner Violence Screen; Composite Abuse Scale; Conflict Tactics Scale; Index of Spousal Abuse (Family Violence Prevention Fund, 2004; American Nurses Association, 2000).

As perguntas feitas durante o rastreio da VPI devem ser culturalmente sensíveis. Competência cultural significa que o rastreador está ciente dos seus próprios preconceitos, mas ainda assim é capaz de abordar o rastreio com uma compreensão das diferenças culturais. Além disso, recomenda-se também que o rastreio seja efectuado no exame pré-natal inicial, uma vez em cada trimestre e uma vez na consulta pós-parto. É preferível efetuar o rastreio com maior frequência porque os maus tratos podem começar em qualquer altura da gravidez e as mulheres hesitam em revelar os maus tratos quando lhes é perguntado inicialmente. O padrão de abuso pode aumentar durante a gravidez (Paluzzi, et al 2000).

A investigação indica que a prevalência do rastreio da violência perpetrada pelo parceiro íntimo varia consoante as especialidades de cuidados de saúde e é, em geral, relativamente baixa. É comum as mulheres não serem questionadas sobre a VPI quando são atendidas na maioria dos estabelecimentos de saúde. Isto apesar das provas de que as mulheres vítimas de violência procuram frequentemente ajuda nos serviços de urgência (Kothari e Rhodes, 2006). Este facto é corroborado por Hindin (2006), que referiu que as parteiras estão preocupadas, interessadas e têm conhecimentos sobre o rastreio da violência pelo parceiro íntimo. No entanto, foram inconsistentes na sua adesão à prática clínica de rastreio universal. As parteiras efectuaram o rastreio menos de metade do tempo recomendado e não utilizaram qualquer instrumento de avaliação de rastreio normalizado, baseando as suas perguntas no conteúdo desses instrumentos e nos seus estilos clínicos individuais.

2.3 Barreiras relacionadas com os enfermeiros ao rastreio da VPI em mulheres grávidas.

Yonaka, et al (2007) e Maina, (2009) referiram que as barreiras potenciais mais significativas ao rastreio da VPI, identificadas pelos prestadores de serviços de saúde, eram a falta de formação e de instruções sobre como fazer perguntas sobre os abusos, os conhecimentos, as barreiras linguísticas entre enfermeiros e pacientes, um historial pessoal ou familiar de abusos e questões de tempo. Também referiram que os profissionais de saúde foram prejudicados nas suas tentativas de rastreio e de oferta de ajuda subsequente aos sobreviventes por outros profissionais de saúde, pelo parceiro do sobrevivente e pela falta de cooperação policial.

Lawoko et al (2014) encontraram uma associação entre as caraterísticas demográficas dos prestadores de cuidados de saúde, as categorias profissionais e a prontidão para rastrear a violência doméstica. Os autores referiram que o género e a categoria profissional são determinantes da disponibilidade dos profissionais de saúde do Uganda para rastrear a VPI. O pessoal do sexo masculino, os médicos e os participantes de estabelecimentos de saúde privados pareciam menos dispostos a fazer o rastreio da VPI do que o pessoal do sexo feminino, outro pessoal e participantes de estabelecimentos públicos. Para além disso, Furniss, McCaffrey e Rovi, (2007) referiram diferentes desafios que os enfermeiros enfrentam quando cuidam de sobreviventes de VPI, que incluem: questões de crenças pessoais e tempo a sós com o paciente para fazer perguntas sensíveis e oferecer apoio e informações de segurança.

Os profissionais de saúde também relatam barreiras reais e percebidas na realização de rastreios regulares de VPI. Segundo Sprague et al (2012) e Alper (2010), os prestadores de cuidados de saúde referiram dificuldades em discutir a VPI, preocupações com a sua segurança pessoal, receio de diagnósticos incorrectos, medo de invadir a privacidade dos seus pacientes ou de os ofender como barreiras ao rastreio de rotina da VPI. Noutros contextos, os prestadores de cuidados de saúde também não consideraram que fosse seu papel rastrear a VPI, outros sentiram que tinham questões mais prementes para resolver desconforto em confrontar questões de violência e abuso, alguns, sentimentos de impotência, atitudes pessoais, concepções erradas sobre a VPI, segurança no escritório e segurança pessoal. Mas Sheila, et al (2012) também referiram que o desconforto pessoal em discutir o tema da VPI, as preocupações com a segurança pessoal, as preocupações com diagnósticos errados, o esquecimento de perguntar sobre o abuso, a história pessoal de abuso e a falta de confiança para encaminhar os sobreviventes como barreiras ao rastreio da VPI.

Os outros obstáculos à despistagem da VPI referidos pelos enfermeiros foram: o facto de não ser função dos enfermeiros despistarem a VPI, de os prestadores de cuidados de saúde terem questões mais prementes para resolver, de os sobreviventes serem culpados pela VPI, de a VPI ser rara, além da perceção de que os sobreviventes agredidos não querem ser encaminhados e de que o que os enfermeiros vêem como abuso, os sobreviventes vêem como normal (Furniss, McCaffrey e Rovi, 2007).

O receio de invadir a privacidade do doente e o receio de ofender os clientes que não são vítimas de abuso foram referidos como obstáculos ao rastreio, o receio da reação do parceiro e de tornar a vida da vítima mais difícil, o receio do envolvimento da polícia e o receio de que o sobrevivente deixe de consultar o prestador de cuidados de saúde se este perguntar sobre o abuso foram também referidos como obstáculos ao rastreio da VPI (Sheila, etal2012).

No entanto, os profissionais de saúde sugerem que os intervalos de rastreio de rotina durante os cuidados pré-natais e após o parto podem melhorar a identificação da VPI. Os enfermeiros gostariam de dispor de recursos breves e claros que incluam serviços locais de VPI e números de linhas diretas

(Furniss, K., McCaffrey, M., e Rovi, S. 2007), mas os sobreviventes de VPI podem não procurar cuidados de saúde quando se deparam com profissionais que parecem "desinteressados, indiferentes ou pouco à vontade" em relação à violência doméstica (Barbra, 2013).

2.4 Barreiras relacionadas com a organização ao rastreio da violência por parceiro íntimo entre mulheres grávidas.

Os contextos de cuidados de saúde constituem uma oportunidade única para o rastreio e a intervenção junto das sobreviventes de VPI, uma vez que proporcionam relações de confiança, confidencialidade e um espaço longe do agressor. Existe um consenso crescente entre as principais associações médicas de que perguntar às mulheres sobre as suas experiências de VPI é importante para reduzir a sua incidência e gravidade. Mais recentemente, em 2013, a U.S. Preventive Services Task Force (USPSTF) emitiu uma recomendação afirmando que "os médicos devem rastrear as mulheres em idade fértil para a violência por parceiro íntimo (VPI) e fornecer ou encaminhar as mulheres com resultados positivos para serviços de intervenção". Isto porque os prestadores de cuidados de saúde são frequentemente os primeiros e, por vezes, os únicos profissionais com quem as sobreviventes de VPI se deparam, pelo que os prestadores de cuidados de saúde podem desempenhar um papel crucial na quebra do ciclo de violência e trabalhar para a prevenção da mesma (U.S. Preventive Services Task Force, 2013).

Furniss, McCaffrey, Rovi, S. (2007), Sprague et al (2012), Sheila, et al (2012), Maina, (2009) e Lawoko et al (2014) referiram que os prestadores de cuidados de saúde relataram diferentes desafios das instalações quando cuidam de sobreviventes de VPI, que incluem: falta de privacidade, falta de recursos de acompanhamento, questões legais, pessoal de apoio inadequado, más condições de trabalho, falta de um protocolo de escritório para abordar a VPI, procedimentos e locais inadequados para o rastreio.

Por outro lado, a falta de tutoria ou de modelos, as elevadas exigências do trabalho, o baixo apoio e a fraca autonomia sobre o trabalho também tiveram um impacto negativo na prontidão dos prestadores de cuidados de saúde para rastrear a VPI (Lawoko et al 2014; Leppakoski, et al 2014).

O ambiente em que os médicos trabalham parece desempenhar um papel importante na previsão da probabilidade de rastreio dos sobreviventes de VPI. Os estudos indicam que a prevalência do rastreio em todos os contextos de cuidados de saúde foi mais elevada nos contextos em que os médicos foram incitados a efetuar o rastreio. Estes contextos dispunham de recursos que os prestadores de cuidados de saúde consideravam "facilitadores ambientais", tais como cartazes, panfletos, assistentes sociais no local e autocolantes de lembrete nas fichas, bem como formação do pessoal (Stayton e Duncan, 2005).

2.5 Barreiras associadas às mulheres grávidas no rastreio da VPI.

As mulheres sobreviventes de VPI hesitam em revelar os abusos às instituições formais, incluindo os cuidados de saúde. As razões pertinentes que impedem as mulheres vítimas de abuso de procurar refúgio nas redes formais incluem a perceção de falta de confidencialidade, métodos inadequados de inquirição por parte dos prestadores de cuidados, medo de retaliação por parte do agressor e atitudes estigmatizantes por parte dos prestadores de serviços (Okemwa et al 2009; OMS, 2005).

Sheila, et al (2012) relataram as percepções dos prestadores de cuidados de saúde sobre as barreiras dos sobreviventes ao rastreio da VPI. As barreiras relacionadas com os doentes mais frequentemente referidas foram o facto de a língua do doente interferir com o rastreio eficaz, o facto de os sobreviventes com problemas psicossociais e/ou personalidades difíceis serem difíceis de rastrear, o facto de os sobreviventes vítimas de abuso ficarem com o agressor de qualquer forma, o facto de os sobreviventes negarem que a agressão tenha sido a causa da lesão, o facto de as mulheres temerem as repercussões de serem identificadas, o facto de os sobreviventes não mencionarem o abuso no seu historial médico e o facto de os sobreviventes não conhecerem os seus direitos.

Figura 1: Quadro concetual

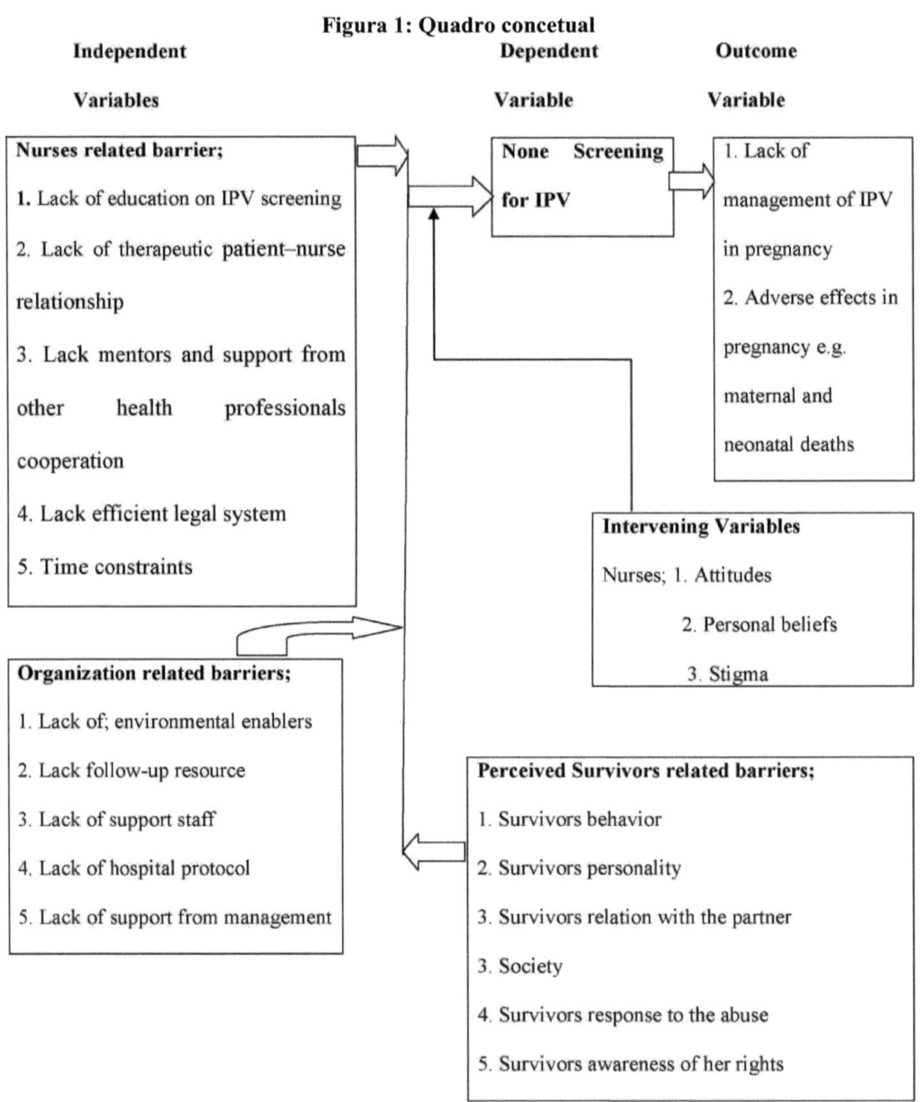

CAPÍTULO 3
METODOLOGIA DE INVESTIGAÇÃO

3.1 Conceção do estudo

Foi utilizado um desenho descritivo transversal para recolher dados no hospital de Pumwani.

3.2 Área de estudo

O estudo foi realizado na Maternidade de Pumwani, em Nairobi, no Quénia. A Maternidade de Pumwani foi selecionada propositadamente como local de estudo, uma vez que continua a ser a maior maternidade do Quénia e da África Subsariana e é o único hospital do Quénia especializado em cuidados maternos e neonatais; serve também de centro de referência para todas as utentes de ANC dos 42 centros de saúde públicos do Condado de Nairobi. Trata-se de uma instituição de saúde pública urbana, exclusivamente de maternidade, gerida pelo governo do condado de Nairobi. A instituição tem uma capacidade de 350 camas e 150 berços, com uma enfermaria de parto, dois teatros, quatro enfermarias pós-natais, uma enfermaria pré-natal, uma unidade especial para recém-nascidos e uma unidade de saúde materno-infantil. Também serve de hospital universitário para a escola de enfermagem de parteiras Pumwani, a Universidade de Nairobi, a Universidade Kenyatta, a Universidade Daystar, a Universidade Baraton e a Escola de Formação Médica do Quénia. Situa-se a cerca de 10 quilómetros do Central Business District (CBD) de Nairobi, no lado oriental do distrito eleitoral de Kamukunji, e está rodeado pelas zonas residenciais de baixos rendimentos de Eastleigh, Mathare, Muthurwa e Majengo. O hospital é servido por 186 enfermeiros, 20 médicos, 4 consultores de obstetrícia/ginecologia, 3 consultores de pediatria e 14 funcionários clínicos (savethecradle.org/pumwani-maternity-hospital/).

3.3 População do estudo

A população do estudo foi composta por todos os enfermeiros que trabalham no PMH. O número total de enfermeiros era de 186.

3.4 Critérios de inclusão e de exclusão

3.4.1 Critérios de inclusão.

Enfermeiros que consentiram em participar no estudo.

Enfermeiros que trabalham na clínica pré-natal, na enfermaria pré-natal, na enfermaria de parto e na sala de maternidade

3.4.2 Critérios de exclusão.

Enfermeiros que não deram o seu consentimento para o estudo.

Enfermeiros que trabalham na unidade de pediatria, na clínica de bem-estar infantil e na enfermaria pós-natal. Enfermeiras em licença.

Estudantes enfermeiros.

3.5 Determinação da dimensão da amostra

A dimensão da amostra foi calculada utilizando a fórmula abaixo (Fisher, et al., 1998) porque a dimensão prevista da amostra era pequena e a prevalência do resultado de interesse não é conhecida. (Naing, Winn, e Rusli, 2006) $n = \frac{Z^2 pq}{d^2}$

Onde: n = a dimensão da amostra pretendida.

Z = o desvio normal padrão que fornece um intervalo de confiança de 95% (1,96)

p = prevalência de enfermeiros que examinam mulheres grávidas para detetar VPI (utilizou-se 50%, uma vez que não foi encontrada literatura sobre a prevalência de enfermeiros que examinam mulheres grávidas para detetar VPI no Quénia).

q=1 -p.

d = precisão absoluta (limite de erro) (0,05).

A exatidão desejada dos resultados é de 95% de confiança.

Tamanho da amostra

$$n = \frac{(1.96)^2 (0.5)(0.5)}{(0.05)^2}$$

$$n = 384$$

Uma vez que a dimensão da população era inferior a 10000, a estimativa final da amostra (nf) foi calculada utilizando a fórmula:

$$nf = \frac{n}{1 + (n/N)}$$

Onde: *nf*= A dimensão da amostra pretendida (quando a população é inferior a 10000)

n = A dimensão da amostra pretendida (quando a população é superior a 10000)

N = a população de enfermeiros no PMH é 186

$$Nf = \frac{384}{1 + (384/186)}$$

=125 participantes

3.6 Processo de amostragem

Foi utilizada uma amostragem aleatória estratificada proporcional para selecionar os 125 enfermeiros participantes da população de estudo de 186 enfermeiros. A população do estudo foi dividida nos seguintes estratos: Estratos da clínica ANC, da enfermaria pré-natal, da enfermaria de parto e da maternidade. O número de participantes selecionados de cada estrato foi igualmente proporcional à população dos estratos, conforme indicado no quadro seguinte. O investigador obteve uma lista de todos os enfermeiros participantes elegíveis de cada estrato e, em seguida, selecionou aleatoriamente os participantes de cada estrato para obter a amostra pretendida. A seleção aleatória de cada estrato foi conseguida através da atribuição de um valor numérico a cada participante em cada estrato e, em seguida, foi utilizado um pacote informático de pesquisa aleatória para gerar a dimensão da amostra pretendida de todos os estratos.

Os enfermeiros de cada estrato foram selecionados de acordo com a seguinte estrutura de amostragem;

Dimensão da amostra de cada estrato = Número total de enfermeiros nesse estrato x dimensão da amostra

Número total de enfermeiros em todos os estratos

Strata	Total Number of Nurses	Sample Size Determination	Sample Size
1. ANC clinic	10	10/135x125	10
2. Antenatal ward	25	25/135 x125	23
3. Labour ward	60	60/135 x125	55
4. Maternity theatre	40	40/135 x125	37
Total	135		125

3.7 Procedimentos de recrutamento e de consentimento

3.7.1 Procedimento de recrutamento de participantes

Os participantes foram recrutados na clínica pré-natal, na enfermaria pré-natal, na enfermaria de parto e na sala da maternidade. A intenção do investigador de realizar o estudo foi conhecida durante as reuniões departamentais que se realizam semanalmente em diferentes unidades do hospital. Nessas reuniões, o investigador informou os potenciais participantes sobre o objetivo do estudo. O investigador também afixou memorandos em todos os quadros de avisos do hospital. Os memorandos continham o título do estudo, o objetivo do estudo, a elegibilidade dos participantes, o período de recolha de dados e o nome e endereço do investigador (ver anexo V).

Durante cada sessão de recolha de dados, o investigador entrou em contacto com o responsável pela unidade/ala para garantir que o investigador estava colocado no posto/mesas de enfermagem durante o período de recolha de dados. Após a conclusão dos seus turnos na unidade, cada um dos enfermeiros identificados foi abordado e foram feitas as apresentações necessárias. Se preenchessem os critérios de inclusão estipulados, os procedimentos de consentimento eram então iniciados em pontos designados dentro das unidades. Desta forma, garantiu-se que os serviços não fossem interrompidos.

3.7.2 Procedimento de consentimento dos participantes

O consentimento foi solicitado aos enfermeiros identificados após a conclusão dos seus turnos de trabalho. Para garantir a privacidade e também minimizar a perturbação dos serviços, o investigador estabeleceu contacto com o responsável de cada unidade/sala para facilitar a atribuição de uma sala designada na unidade onde foram realizados os procedimentos de consentimento e as entrevistas. O processo implicou a utilização da folha de informação do participante e do formulário de consentimento (ver apêndice I) para explicar exaustivamente aos potenciais participantes os aspectos pertinentes do estudo, incluindo os antecedentes, a natureza e os objectivos do estudo, as implicações da participação em termos de benefícios, utilidade, compensação e riscos da participação. Por último, o potencial participante foi autorizado a fazer perguntas para esclarecer quaisquer aspectos que considerasse necessários. Se consentissem em participar, eram orientados através da declaração de consentimento (ver anexo I) e autorizados a assinar o documento de forma adequada.

3.8 Instrumento e procedimentos de recolha de dados

3.8.1 Instrumento de estudo

Foi utilizado um questionário semi-estruturado administrado pelo investigador (ver apêndice II) para recolher dados dos enfermeiros. O questionário captou dados sobre cada um dos objectivos do estudo e foi codificado para facilitar a introdução e análise dos dados. O questionário foi desenvolvido após uma revisão exaustiva da literatura relevante e foi adaptado para cumprir os objectivos do estudo e responder às perguntas da investigação. O questionário necessitou de aproximadamente 30 minutos para ser preenchido. O questionário foi pré-testado na clínica ANC do Hospital Distrital de Mbagathi para avaliar a sua fiabilidade, clareza e simplicidade. O hospital de Mbagathi tem caraterísticas quase semelhantes às do hospital de Pumwani, uma vez que ambos os hospitais se situam num ambiente urbano, no mesmo condado, servem bairros de lata urbanos, são públicos e têm enfermeiros com caraterísticas quase semelhantes, como o nível de qualificação. Doze enfermeiros (10% do tamanho da amostra) foram entrevistados pelo investigador e, em seguida, os dados foram analisados. Os resultados orientaram os devidos ajustes no instrumento de estudo.

3.8.2 Procedimentos de recolha de dados e de medição

Os dados foram recolhidos através de um questionário semi-estruturado (apêndice II). Os dados foram recolhidos durante um período de quatro semanas. As entrevistas foram efectuadas nos locais designados em cada unidade. As entrevistas foram efectuadas de acordo com os procedimentos de consentimento.

Os dados foram medidos para melhorar a exatidão dos resultados do estudo. O rastreio foi medido através de uma resposta indicando "rastreio sempre" e "rastreio a maior parte das vezes" à pergunta: Com que frequência rastreia atualmente a VPI entre as mulheres grávidas? Uma barreira foi medida através de uma resposta do tipo "sim", "concordo totalmente" e "concordo" em cada um dos itens específicos enumerados nas barreiras pessoais, organizacionais e relacionadas com o sobrevivente. O nível de compreensão do significado do rastreio foi medido por uma pontuação de 3 das 4 respostas possíveis na secção II do questionário (ver apêndice II; secção II).

3.9 Limpeza e introdução de dados

No final de cada dia durante o período de recolha de dados, os questionários foram verificados quanto à sua integridade, validade e clareza. Os dados foram então introduzidos num programa Microsoft Excel, onde foi efectuada a limpeza dos dados. Os valores em falta, os valores extremos e a inconsistência foram identificados e corrigidos. Após a limpeza, os dados foram exportados para um programa informático para análise, utilizando o pacote informático Statistical Package for Social Sciences (SPSS), versão 20.0, pelo investigador. Cada questionário foi registado com o seu número de identificação único. Os questionários incompletos e com respostas incorrectas foram omitidos durante o processo de introdução de dados. Este facto contribuiu para a análise dos dados.

3.10 Análise e apresentação de dados

A análise dos dados foi efectuada utilizando o Statistical Package for Social Sciences (SPSS) Versão 20.0. Foi utilizada a estatística descritiva para resumir os dados sobre as caraterísticas dos participantes, que foram apresentados em formato narrativo e pictórico, utilizando gráficos, quadros e tabelas, conforme aplicável. Para as variáveis categóricas, como o género, o nível de educação, os anos de prática e o número de profissionais que trabalham com o participante, foram calculadas frequências e percentagens, que foram apresentadas em tabelas de frequências, gráficos de pizza e gráficos de barras. Para testar a associação entre duas variáveis, como a falta de conhecimento como uma das barreiras pessoais e as práticas de rastreio, foi utilizado o teste do Qui-quadrado. As associações entre as variáveis foram calculadas com um intervalo de confiança de 95% e um valor de P de 0,05. O rácio de probabilidade foi calculado na análise multivariada para estimar a probabilidade de qualquer barreira causar o não rastreio. Os dados qualitativos foram codificados através da análise de conteúdo de acordo com os diferentes temas identificados antes da apresentação.

3.11 Considerações éticas

A revisão do protocolo, a autorização e a aprovação para a realização do estudo foram obtidas através da apresentação da proposta de estudo ao Comité de Ética e Investigação do Hospital Nacional Kenyatta da Universidade de Nairobi- Kenyatta. Os participantes foram obrigados a dar um consentimento informado voluntário e assinado antes da participação e foram informados sobre os seus direitos e os benefícios esperados do estudo. Além disso, não houve qualquer coação ou incentivo à participação. O anonimato dos participantes foi assegurado através da serialização dos questionários estruturados. Não foi exigida qualquer forma de identificação aos participantes, nem foram registados quaisquer marcadores de identificação dos participantes em quaisquer questionários. Todos os instrumentos de investigação eram acessíveis apenas ao investigador. Foram guardados a sete chaves e as informações da investigação em computadores com palavras-passe. Os participantes foram informados dos potenciais benefícios do estudo e dos riscos antes de participarem no estudo. Os participantes também foram informados do número aproximado de participantes no estudo que o investigador esperava recrutar. Os participantes puderam fazer perguntas e as respostas foram dadas de forma satisfatória. O investigador também fez perguntas aos participantes sobre as informações fornecidas para verificar a sua compreensão do estudo antes de poderem assinar os formulários de consentimento (ver anexo I).

3.12 Limitações do estudo

O estudo foi efectuado apenas no Hospital Puwani e, por conseguinte, só deu uma imagem de um hospital, pelo que a generalização a outros hospitais do país pode não ser possível. No entanto, Pumwani é a maior maternidade da África Oriental e, por conseguinte, os resultados deste hospital podem refletir a situação geral do país. O estudo só foi capaz de descrever as variáveis em estudo e as associações entre as variáveis. Isto constitui a base para outros estudos para testar como as associações causais entre diferentes variáveis estão inter-relacionadas.

CAPÍTULO 4
RESULTADOS DO ESTUDO

4.1 Caraterísticas dos inquiridos

4.1.1 Inquiridos Género

Foi recrutado um total de 125 inquiridos para o estudo, sendo os inquiridos do sexo masculino (22,4%, n=28) e os do sexo feminino (77,6%, n=97), conforme ilustrado na tabela 1 abaixo.

Tabela 1: Distribuição dos inquiridos por género

Sex	N	Percentage %
Male	28	22.4
Female	97	77.6
Total	**125**	**100**

4.1.2 Idade dos inquiridos

A maioria dos inquiridos (38,4%, n=48) tinha idades compreendidas entre os 40 e os 49 anos, enquanto apenas um (0,8%, n=1) tinha mais de 60 anos, conforme ilustrado na tabela 2 abaixo.

Tabela 2: Distribuição dos inquiridos por idade

Age	N	Percentage %
20-29yrs	9	7.2
30-39yrs	39	31.2
40-49yrs	48	38.4
50-59yrs	28	22.4
60yrs and above	1	.8
Total	**125**	**100%**

4.1.3 Inquiridos Estado civil

A maioria dos inquiridos era casada (n=73) e alguns (n=3) viviam com um parceiro, como ilustrado na figura 2 abaixo.

Figura 2: Distribuição dos inquiridos Estado civil

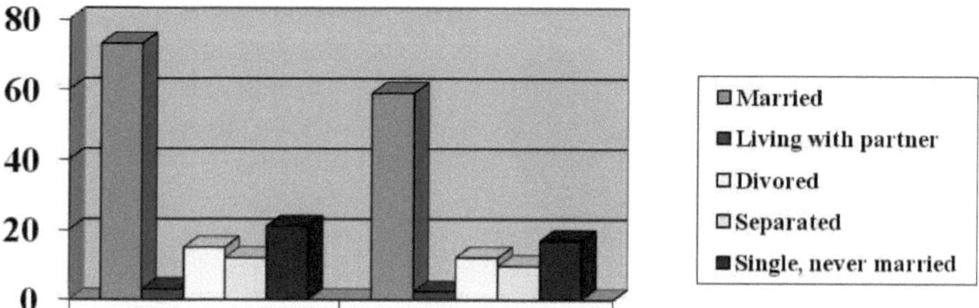

4.1.4 Inquiridos Duração da prática na sua área de especialidade

A maioria dos inquiridos (52%, n=65) trabalhava há mais de 12 anos na sua área de especialidade, enquanto alguns (4%, n=5) trabalhavam há 2 anos ou menos, como ilustrado na figura 3 sobre a folha.

Figura 3: Distribuição dos inquiridos por anos de prática

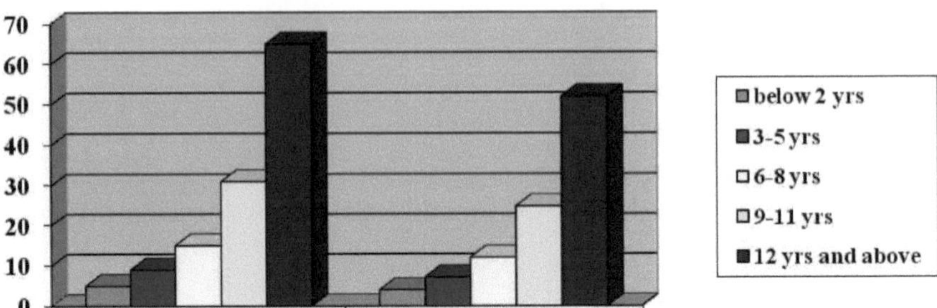

4.1.5 Inquiridos Nível de educação

A maioria dos inquiridos (56%, n=70) tinha um diploma e nenhum tinha um mestrado ou um doutoramento, como ilustrado na figura 4 abaixo.

Figura 4: Distribuição do nível de instrução dos inquiridos

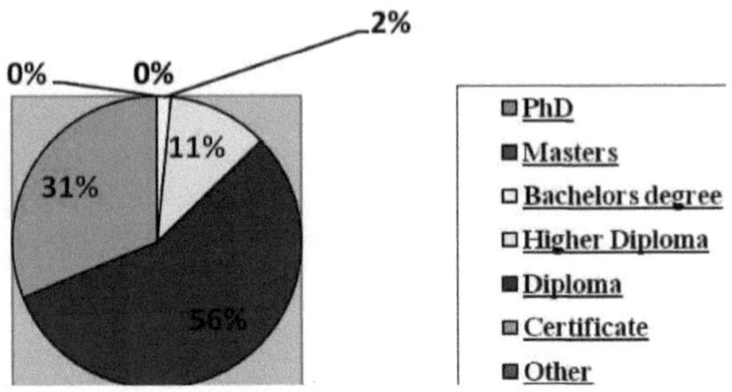

4.1.6 Especialidade dos inquiridos

A maioria dos inquiridos (62,6%, n=77) eram enfermeiros de saúde comunitária, 29,3% (n=36) eram parteiras e nenhum era enfermeiro psiquiátrico ou de crianças doentes, como ilustrado na tabela 3 abaixo.

Tabela 3: Distribuição da área de especialização dos inquiridos

Nurses area of Specialization	**n**	**Percentage %**
General nurse	10	8.1
Midwife	36	29.3
Community health nurse	77	62.6
Psychiatric nurse	0	.0
Sick children's nurse	0	.0
Total	**123**	**100%**

4.2 Prática de rastreio

4.2.1 Compreensão dos participantes sobre o termo "rastreio"

Todos os inquiridos compreenderam o termo "rastreio", tal como indicado pelo facto de todos eles terem obtido pelo menos 3 dos 4 resultados possíveis, tal como ilustrado na tabela 4 abaixo.

Quadro 4: Distribuição dos inquiridos quanto à sua compreensão do termo "rastreio"

Understanding on the term "screening" for IPV among pregnant women	**Yes**	
	n	**Percent**
Screening is routine inquiring about risk for IPV	110	88.0
Screening is routine inquiring about current exposure to IPV	107	86.3

Quadro 4: Distribuição dos inquiridos quanto à sua compreensão do termo "rastreio contínuo

Understanding on the term "screening" for IPV among pregnant women	**Yes**	
	n	**Percent**
Screening is routine inquiring about previous exposure to IPV	106	85.5
Screening involves use of a standard tool when inquiring about exposure to IPV	108	86.4

4.2.2 Inquiridos Prática de rastreio

Alguns inquiridos (6,4%, n=8) rastrearam todas as mulheres grávidas em relação à VPI, 9,6% (n=12) rastrearam a maior parte das vezes, a maioria (52%, n=65) raramente rastreou e 32% (n=40%) nunca rastreou, como ilustrado na tabela 5 abaixo.

Quadro 5: Distribuição dos inquiridos Práticas de rastreio ou não rastreio

How often do you currently screen IPV among pregnant women?	**n**	**Percent**
Always and Most of the time	20	16
Rarely and Never screen	105	84
Total	**125**	**100%**

4.2.3 Situações em que os inquiridos fizeram o rastreio da VPI

A maioria dos inquiridos que nem sempre rastreia a VPI na gravidez fá-lo quando as grávidas relatam maus-tratos durante a entrevista clínica (94,3%, n=82) e quando apresentam indicadores físicos de maus-tratos (93,3%, n=83). Este facto é ilustrado na tabela 6 sobre a folha.

Tabela 6: Distribuição das diferentes situações em que os inquiridos fizeram o rastreio da VPI entre as mulheres grávidas

Check the situations listed below in which you currently screen for IPV among pregnant women	**Yes**	
	n	**Percent**
When they are attending hospital appointments	38	42.7
When they are seeking medical care	35	39.3
All new clients	22	25.0
Clients with physical indicators (physical symptoms) of abuse	83	**93.3**
Those who report abuse during clinical interview	82	**94.3**
Only if the client seems distressed	36	41.4
I screen randomly	11	12.6

4.2.4 Ferramenta de rastreio

A maioria dos inquiridos 98% (n=123) não utilizou qualquer instrumento normalizado para o rastreio de

IPV. Este facto é ilustrado no quadro 7 abaixo.

Tabela 7: Distribuição dos diferentes instrumentos de rastreio utilizados para o rastreio da VPI

Which standard tool do you use when screening for IPV in pregnancy?	**No**		**Yes**	
	n	**Percent**	**n**	**Percent**
Don't use a standard tool	2	1.6	123	**98**
Hurt, Insult, Threaten, and Scream	125	100.0	0	.0

Quadro 7: Distribuição dos diferentes instrumentos de rastreio utilizados para o rastreio da VPI

Which standard tool do you use when screening for IPV in pregnancy	No		Yes	
	n	Percent	n	Percent
The Woman Abuse Screening Tool	125	100	0	0
The Partner Violence Screen	125	100.0	0	.0
Abuse Assessment Screen	123	98.4	2	1.6
Composite Abuse Scale	125	100.0	0	.0
Conflict Tactics Scale	125	100.0	0	.0
Index of Spousal Abuse	125	100.0	0	.0

4.3 : Barreiras pessoais

A maioria dos inquiridos (95,2%, n=118) indicou que a falta de educação médica contínua (EMC) era a principal barreira pessoal. Outras barreiras importantes incluíram a falta de formação sobre o rastreio da VPI durante o programa de formação (83,7%, n=103) e restrições de tempo devido ao elevado número de clientes a tratar (62,9%, n=78). Este facto é ilustrado na tabela 8, em cima da folha.

Quadro 8: Distribuição das barreiras pessoais

Personal barriers	Yes	
	n	Percent
Personal discomfort with discussing the topic of IPV	31	25.0
Concerns for personal safety	41	33.3

Quadro 8: Distribuição das barreiras pessoais - continuação

Personal barriers	**Yes**	
	n	**Percent**
Concerns of misdiagnosis	48	38.7
Nurses forget to ask about abuse	70	56.5
Personal history of domestic abuse	28	22.6
Nurses lack confidence to refer survivors to gender based violence centers	49	39.8
Time constraints due large numbers of clients to take care of	78	62.9
Lack of IPV screening training during the education program	103	**83.7**
Lack of continuous training education (CME) regarding screening of IPV while practicing	118	**95.2**
Nurses view that it's not their role to screen for IPV	51	41.1
Nurses have more pressing issues to address	33	26.8
Fear of invading the patient's privacy	38	30.9
Fear of the partner's reaction	62	50.4
Personal fear of legal involvement in the case	81	67.5
Lack of a good patient–nurse relationship	48	39.3
It is not appropriate for the nurse to intervene when she/he encounters a survivor of IPV	26	21.0
The focus on nursing care is on physical health and not emotional problems or mental problems	28	22.6

Quadro 8: Distribuição das barreiras pessoais - continuação

Personal barriers	Yes	
	n	Percent
Lack of mentors and role models in IPV screening	105	85.4
Lack of cooperation from other health professionals	67	54.5
Lack of cooperation from the police when the nurse report to them on IPV cases	78	63.9

4.4 Barreiras relacionadas com a organização

A carga de trabalho elevada para o enfermeiro foi referida como a principal barreira organizacional (91,1%, n=112).

Outras barreiras importantes incluíram a falta de factores ambientais (86,3%, n=107), a falta de um protocolo hospitalar que aborde o rastreio da VPI (83,6%, n=102). Esta situação é ilustrada no quadro 9 abaixo

Tabela 9: Distribuição das barreiras organizacionais

Organization barriers	Yes	
	N	Percent
Inadequate follow-up resources	98	79.0
Lack of support staff to assist the survivors	92	76.0
Lack of hospital protocol that addresses IPV screening	102	83.6
Ineffective referral systems to refer IPV survivors	100	82.0
Lack of environmental enablers e.g. posters, pamphlets	107	86.3

Tabela 9: Distribuição das barreiras organizacionais - continuação

Organization barriers	Yes	
	N	Percent
High work load to the nurse	112	91.1
Lack of support from administration	93	75.6
Lack of facility set ups (rooms) for patient privacy during screening	89	72.4
Nurses weak autonomy on the management for IPV in pregnancy to include screening	78	62.9

4.5 Barreiras relacionadas com as mulheres grávidas na perspetiva dos enfermeiros

Os inquiridos consideraram que as seguintes barreiras emanam da mulher grávida. A maioria (n=86, 69,9%) concordou que a sobrevivente maltratada continuaria com o agressor, e 68% (n=83) concordaram que as sobreviventes não estão dispostas a revelar o historial de VPI no seu historial médico.

66.7 % (n=82) dos inquiridos concordaram que as atitudes estigmatizantes da sociedade para com os sobreviventes de VPI e 65% (n=80) concordaram que os sobreviventes negam que a agressão seja a causa da lesão física, mesmo que tenham uma lesão física associada à VPI, são barreiras ao rastreio. Cerca de 65,3% dos inquiridos concordaram que os sobreviventes não estão conscientes dos seus direitos no que diz respeito à denúncia da VPI e que o facto de os sobreviventes considerarem normal o abuso por VPI são outras barreiras ao rastreio. Este facto é ilustrado no quadro 10 sobre a folha.

Quadro 10: Distribuição das barreiras relacionadas com as mulheres grávidas na perspetiva dos enfermeiros

Pregnant women related barriers from the nurse's perspective	Strongly disagree		Disagree		Agree		Strongly agree	
	n	Percent	n	Percent	N	Percent	n	Percent
Pregnant women survivors with psychosocial issues are difficult to screen	12	9.7	48	38.7	59	47.6	5	4.0
Pregnant women survivors with difficult personalities are difficult to screen	13	10.5	44	35.5	59	47.6	8	6.5
Abused survivor would still stay with the abuser	8	6.5	18	14.6	***86***	***69.9***	11	8.9
Survivors deny battering as a cause of physical injury even if they have a physical injury associated with IPV	9	7.3	18	14.6	***80***	***65.0***	16	13.0
IPV survivors fear of retaliation from the abuser if they report IPV to the nurse	5	4.1	23	18.7	79	64.2	16	13.0
Survivors are unwilling to disclose history of IPV in their medical history	9	7.4	10	8.2	***83***	***68.0***	20	16.4
Survivors are not aware of their rights in regard to IPV reporting	8	6.5	15	12.1	***81***	***65.3***	20	16.1
Survivors do not comply with IPV management to include screening	6	4.8	28	22.6	69	55.6	21	16.9

Quadro 10: Distribuição das barreiras relacionadas com as mulheres grávidas na perspetiva dos enfermeiros

Pregnant women related barriers from the nurse's perspective	Strongly disagree		Disagree		Agree		Strongly agree	
	n	Percent	n	Percent	n	Percent	n	Percent
Survivors view of IPV abuse as normal	7	5.6	21	16.9	***81***	***65.3***	15	12.1
Survivors play a role in eliciting abuse	10	8.1	44	35.5	59	47.6	11	8.9
Stigmatizing attitudes to the IPV survivors from the society and so they fear to report IPV	6	4.9	12	9.8	***82***	***66.7***	23	18.7

4.6 Correlações entre o comportamento de não rastreio dos inquiridos e as suas caraterísticas demográficas

Verificou-se uma significância estatística entre o comportamento de não rastreio dos inquiridos e o seu estado civil (P=0,001), o nível de escolaridade (P=<0,0001) e a sua especialidade (P=0,48), como se pode ver no quadro 11 abaixo.

Quadro 11: Comportamento de não rastreio dos inquiridos em comparação com as suas caraterísticas demográficas

Demographic Characteristics		Screening behavior				
		Screening		Non-screening		
		n	%	N	%	P value
Age	20-29yrs	1	11.1	8	88.9	0.978
	30-39yrs	6	15.4	33	84.6	

Quadro 11: Comportamento de não rastreio dos inquiridos em comparação com as suas caraterísticas demográficas continuação

Demographic Characteristics		Screening behavior				
		Screening		Non-screening		
		n	%	n	%	P value
Age	50-59yrs	5	17.9	23	82.1	
	60yrs and above	0	.0	1	100.0	
Gender	Male	3	10.7	25	89.3	0.366
	Female	17	17.9	78	82.1	
Marital status	Married	7	9.6	66	90.4	**0.001**
	Living with partner	3	100.0	0	.0	
	Divored	3	20.0	12	80.0	
	Separated	3	25.0	9	75.0	
	Single, never married	4	19.0	17	81.0	
Duration practicing in speciality	below 2 yrs	0	.0	5	100.0	0.642
	3-5 yrs	1	11.1	8	88.9	
	6-8 yrs	3	20.0	12	80.0	
	9-11 yrs	7	22.6	24	77.4	
	12 yrs and above	9	13.8	56	86.2	
Education level	PhD	0	.0	0	.0	**<0.0001**
	Masters	0	.0	0	.0	
	Bachelors degree	0	.0	2	100.0	
	Higher Diploma	8	57.1	6	42.9	
	Diploma	9	12.9	61	87.1	

Quadro 11: Comportamento de não rastreio dos inquiridos em comparação com as suas caraterísticas demográficas continuação

		Screening behavior				
		Screening		Non-screening		
Education level		n	%	n	%	P value
	Certificate	3	7.7	36	92.6	
Specialty	General nurse	2	20.0	8	80.0	**0.048**
	Midwife	10	27.8	26	72.2	
	Community health nurse	7	9.3	68	90.7	
	Other	1	50.0	1	50.0	
Deployment	ANC clinic	6	25.0	18	75.0	0.093
	Labor ward	6	21.4	22	78.6	
	Labor ward/Antenatal ward	1	4.3	22	95.7	
	Maternity theatre	2	5.9	32	94.1	
	Antenatal ward	1	8.3	11	91.7	

4.7 Correlações entre o comportamento de não rastreio do inquirido e as barreiras pessoais comunicadas.

Houve uma significância estatística entre o comportamento de não rastreio dos inquiridos e os inquiridos Falta de formação em rastreio de VPI durante o seu programa de formação (P=0,002), medo da reação do parceiro (P=0,004), falta de mentores e de modelos de referência no rastreio de VPI (P=0,005) e Falta de cooperação de outros profissionais de saúde (P=0,016). Isto é ilustrado na tabela 12 sobre a folha.

Quadro 12: Comportamento de não rastreio dos inquiridos em comparação com as barreiras pessoais comunicadas.

Personal Barriers		Screening behavior				
		Screening		Non-screening		
		n	%	n	%	P value
Personal discomfort with discussing the topic of IPV	No	13	14.0	80	86.0	0.259
	Yes	7	22.6	24	77.4	
Concerns for personal safety	No	12	14.6	70	85.4	0.489
	Yes	8	19.5	33	80.5	
Concerns of misdiagnosis	No	12	15.8	64	84.2	0.897
	Yes	8	16.7	40	83.3	
Nurses forget to ask about abuse	No	7	13.0	47	87.0	0.400
	Yes	13	18.6	57	81.4	
Personal history of domestic abuse	No	13	13.5	83	86.5	0.147
	Yes	7	25.0	21	75.0	
Nurses lack confidence to refer survivors to gender based violence centers	No	14	18.9	60	81.1	0.326
	Yes	6	12.2	43	87.8	
Time constraints due large numbers of clients to take care of	No	5	10.9	41	89.1	0.221
	Yes	15	19.2	63	80.8	
Lack of IPV screening training during the education program	No	8	40.0	12	60.0	**0.002**
	Yes	12	11.7	91	88.3	
Lack of continuous training education (CME) regarding screening of IPV while practicing	No	2	33.3	4	66.7	0.240
	Yes	18	15.3	100	84.7	
Nurses view that it's not their role to	No	13	17.8	60	82.2	0.543

Quadro 12: Comportamento de não rastreio dos inquiridos em comparação com as barreiras pessoais comunicadas continuou.

Personal Barriers		Screening behavior				
		Screening		Non-screening		
		n	%	n	%	P value
screen for IPV	Yes	7	13.7	44	86.3	
Nurses have more pressing issues to address	No	12	13.3	78	86.7	0.146
	Yes	8	24.2	25	75.8	
Fear of invading the patient's privacy	No	12	14.1	73	85.9	0.336
	Yes	8	21.1	30	78.9	
Fear of the partner's reaction	No	4	6.6	57	93.4	**0.004**
	Yes	16	25.8	46	74.2	
Personal fear of legal involvement in the case	No	8	20.5	31	79.5	0.433
	Yes	12	14.8	69	85.2	
Lack of a good patient–nurse relationship	No	12	16.2	62	83.8	0.808
	Yes	7	14.6	41	85.4	
It is not appropriate for the nurse to intervene when she/he encounters a survivor of IPV	No	14	14.3	84	85.7	0.279
	Yes	6	23.1	20	76.9	
The focus on nursing care is on physical health and not emotional problems or mental problems	No	13	13.5	83	86.5	0.147
	Yes	7	25.0	21	75.0	
Lack of mentors and role models in IPV screening	No	7	38.9	11	61.1	**0.005**
	Yes	13	12.4	92	87.6	
Lack of cooperation from other health	No	14	25.0	42	75.0	**0.016**

Quadro 12: Comportamento de não rastreio dos inquiridos em comparação com as barreiras pessoais comunicadas continuou.

Personal Barriers		**Screening behavior**				
		Screening		Non-screening		
		n	%	n	%	P value
Professionals	Yes	6	9.0	61	91.0	
Lack of cooperation from the police when the nurse report to them on IPV cases	No	9	20.5	35	79.5	0.363
	Yes	11	14.1	67	85.9	

4.8 Correlações entre o comportamento de não rastreio do inquirido e as barreiras organizacionais relatadas.

Houve uma significância estatística entre o comportamento de não rastreio dos inquiridos e a falta de protocolo da organização que aborda o rastreio da VPI (P=0,014), a elevada carga de trabalho para o enfermeiro (P=0,006) e a fraca autonomia dos enfermeiros na gestão da VPI na gravidez para incluir o rastreio (P=0,021). Isto é ilustrado na tabela 13 abaixo.

Tabela 13: Comportamento de não rastreio dos inquiridos em comparação com o relatado barreiras organizacionais.

Organization Related Barriers		**Screening behavior**				
		Screening		Non-screening		
		N	%	n	%	P value
Inadequate follow-up resources	No	5	19.2	21	80.8	0.629
	Yes	15	15.3	83	84.7	

Tabela 13: Comportamento de não rastreio dos inquiridos em comparação com as barreiras organizacionais comunicadas continuação

Organization Related Barriers		Screening behavior				
		Screening		Non-screening		
		N	%	n	%	P value
Lack of support staff to assist the survivors	No	4	13.8	25	86.2	0.746
	Yes	15	16.3	77	83.7	
Lack of hospital protocol that addresses IPV screening	No	7	35.0	13	65.0	**0.014**
	Yes	13	12.7	89	87.3	
Ineffective referral systems to refer IPV survivors	No	6	27.3	16	72.7	0.128
	Yes	14	14.0	86	86.0	
Lack of environmental enablers e.g. posters, pamphlets	No	5	29.4	12	70.6	0.109
	Yes	15	14.0	92	86.0	
High work load to the nurse	No	5	45.5	6	54.5	**0.006**
	Yes	15	13.4	97	86.6	
Lack of support from administration	No	8	26.7	22	73.3	0.076
	Yes	12	12.9	81	87.1	
Lack of facility set ups (rooms) for patient privacy during screening	No	8	23.5	26	76.5	0.177
	Yes	12	13.5	77	86.5	
Nurses weak autonomy on the management for IPV in pregnancy to include screening	No	12	26.1	34	73.9	**0.021**
	Yes	8	10.3	70	89.7	

4.9 Correlações entre o comportamento de não rastreio do inquirido e as barreiras percebidas relatadas pelas mulheres grávidas.

Verificou-se uma significância estatística entre o comportamento de não rastreio dos inquiridos e as barreiras percebidas de que as mulheres grávidas sobreviventes com personalidades difíceis são difíceis de rastrear (P=0,019) e de que a sobrevivente maltratada continuaria a ficar com o agressor (P=<0,0001). Outras barreiras percepcionadas com significado estatístico incluem: as sobreviventes negam que as agressões sejam uma causa de lesão física, mesmo que tenham uma lesão física associada à VPI (P=0,001), as sobreviventes de VPI receiam retaliações por parte do agressor se denunciarem a VPI ao enfermeiro (P=<0,0001) e as sobreviventes não estão dispostas a revelar o historial de VPI no seu historial médico (P=0,001). Os inquiridos também referiram uma correlação entre a perceção de barreiras, o facto de os sobreviventes não conhecerem os seus direitos no que diz respeito à denúncia de VPI (P=0,039) e o facto de os sobreviventes considerarem o abuso por VPI normal (P=0,009) com comportamentos de não rastreio. Isto é ilustrado na tabela 14 abaixo.

Tabela 14: Comportamento de não rastreio dos inquiridos em comparação com as barreiras percebidas pelas grávidas.

Perceived Pregnant woman Related Barriers		Screening behavior				
		Screening		Non-screening		
		n	%	n	%	P value
Pregnant women survivors usually decline referral	Agree	9	15.8	48	84.2	0.895
	Disagree	11	16.7	55	83.3	
Screening for IPV will make the life of the pregnant woman more difficult	Agree	7	13.5	45	86.5	0.492
	Disagree	13	18.1	59	81.9	
Survivors language barrier interfere with effective screening	Agree	8	11.1	64	88.9	0.074
	Disagree	12	23.1	40	76.9	

Quadro 14: Comportamento de não rastreio dos inquiridos em comparação com as barreiras percepcionadas pelas grávidas

Perceived Pregnant woman Related Barriers		Screening behavior				
		Screening		Non-screening		
		n	%	n	%	P value
	Agree	7	10.9	57	89.1	0.105
	Disagree	13	21.7	47	78.3	
Pregnant women survivors with difficult personalities are difficult to screen	Agree	6	9.0	61	91.0	0.019
	Disagree	14	24.6	43	75.4	
Abused survivor would still stay with the abuser	Agree	9	9.3	88	90.7	<0.001
	Disagree	11	42.3	15	57.7	
Survivors deny battering as a cause of physical injury even if they have a physical injury associated with IPV	Agree	10	10.4	86	89.6	0.001
	Disagree	10	37.0	17	63.0	
IPV survivors fear of retaliation from the abuser if they report IPV to the nurse	Agree	8	8.4	87	91.6	<0.001
	Disagree	12	42.9	16	57.1	
Survivors are unwilling to disclose history of IPV in their medical history	Agree	12	11.7	91	88.3	0.001
	Disagree	8	42.1	11	57.9	
Survivors are not aware of their rights in regard to IPV reporting	Agree	13	12.9	88	87.1	0.039
	Disagree	7	30.4	16	69.6	
Survivors do not comply with IPV management to include screening	Agree	13	14.4	77	85.6	0.407
	Disagree	7	20.6	27	79.4	
Survivors view of IPV abuse as normal	Agree	11	11.5	85	88.5	0.009
	Disagree	9	32.1	19	67.9	

Quadro 14: Comportamento de não rastreio dos inquiridos em **comparação com as barreiras percepcionadas pelas grávidas**

Perceived Pregnant woman Related Barriers		Screening behavior				
		Screening		Non-screening		
		n	%	n	%	
Survivors play a role in eliciting abuse	Agree	9	12.9	61	87.1	0.259
	Disagree	11	20.4	43	79.6	
Stigmatizing attitudes to the IPV survivors from the society and so they fear to report IPV	Agree	16	15.2	89	84.8	0.458
	Disagree	4	22.2	14	77.8	

4.10 Análise multivariada

Os resultados do estudo indicam que os participantes com um nível de escolaridade elevado tinham 3 vezes mais probabilidades de efetuar o rastreio (OR = 3,2 [95% de OR = 1,3 a 7,7], P = 0,011). Os participantes que não referiram a falta de formação como uma barreira tinham 6 vezes mais probabilidades de efetuar o rastreio (OR = 5,8 [95% de OR = 1,5 a 23,4], P = 0,0113). Os participantes que receavam a reação dos parceiros sobreviventes tinham 10% menos probabilidades de fazer o rastreio OR = 0,10 [95% de OR = 0,02 a 0,46], P = 0,003. Os inquiridos que discordavam que os sobreviventes de VPI continuariam com o seu agressor tinham 3 vezes mais probabilidades de fazer o rastreio, OR = 3,3 [95% de OR = 1,4 a 7,4], P = 0,005. Este facto é ilustrado na tabela 15, por cima da folha.

Quadro 15: Regressão lógica para indicar os factores de previsão do rastreio da VPI

	Coefficient	S.E. of coefficient	P value	OR	95% C.I. for OR	
					Lower	Upper
Higher education level	1.155	.452	.011	3.175	1.310	7.694
Lack of screening training	1.765	.708	.013	5.842	1.459	23.388
Fear of partner reaction	-2.276	.763	.003	.103	.023	.458
Abused stays with abuser	1.181	.420	.005	3.256	1.430	7.414

4.11 Dados qualitativos

4.11.1 Prática de rastreio

A maioria dos inquiridos referiu que não faz o rastreio de todos os clientes de que cuida. Os inquiridos também referiram que não utilizam qualquer ferramenta padrão durante o rastreio.

"Só faço o rastreio das mães que vejo que têm marcas físicas que podem indicar maus tratos. "Só faço o rastreio das que parecem angustiadas e das que relatam ter sido agredidas durante a recolha do historial."

"Não utilizo nenhum instrumento normalizado, limito-me a fazer perguntas gerais como: qual é a causa das marcas físicas que vejo? "Utilizo a anamnese e o exame físico para fazer o rastreio, não utilizo nenhum instrumento normalizado.

4.11.2 Barreiras pessoais

A maioria dos inquiridos referiu a falta de formação sobre o rastreio da VPI durante o seu programa de formação e o receio da reação do parceiro como obstáculos ao rastreio. Também referiram a falta de mentores e de modelos a seguir no rastreio da VPI e a falta de cooperação de outros profissionais de saúde como obstáculos ao rastreio.

"Acho que não recebi formação sobre rastreio durante o meu programa de certificação, que foi há 12 anos?" "Penso que, na altura em que fiz a formação, a violência de género não era tão comum como é hoje e, por isso, penso que nessa altura não havia grande necessidade de formação em rastreio." "Não me lembro da última vez que tivemos uma EMC sobre violência de género no hospital, raramente é discutida. "Não participei em nenhuma conferência ou seminário sobre rastreio da violência de género."

Não temos mentores no hospital que nos possam orientar no rastreio da violência entre parceiros íntimos". "

"Por vezes, quando pedimos aos médicos que analisem um doente que suspeitamos ser sobrevivente de violência por parceiro íntimo, eles não nos levam a sério".

4.9.1 Barreiras da organização

A maioria dos inquiridos referiu que a falta de um protocolo hospitalar que aborde o rastreio da VPI era a principal barreira organizacional. Também referiram que a elevada carga de trabalho para o enfermeiro e a falta de autonomia na gestão da VPI na gravidez, incluindo o rastreio, interferem com

rastreio.

"Não vi nenhum protocolo hospitalar que trate da violência por parceiro íntimo." "Não temos um protocolo aqui, as sobreviventes que recebemos aqui, enviamo-las para o hospital Kenyatta e para o hospital de mulheres de Nairobi".

"O número de doentes que vemos e atendemos é demasiado elevado, pelo que nos concentramos apenas nas suas necessidades físicas." "Quando começo o atendimento, já há uma longa fila de doentes à espera e, por isso, só me concentro em limpar a fila." Devido ao grande número de doentes que atendemos num dia, concentro-me apenas no que trouxe o doente ao hospital. "

"O enfermeiro não tem, em geral, poderes para tomar uma decisão autónoma sobre a inclusão do rastreio do parceiro íntimo.

4.9.2 Perceção dos enfermeiros sobre as barreiras das mulheres grávidas.

A maioria dos inquiridos referiu que as mulheres grávidas sobreviventes com personalidades difíceis são difíceis de despistar e que as sobreviventes maltratadas continuariam a ficar com o agressor. Outros obstáculos percebidos foram o facto de as sobreviventes negarem que a violência doméstica seja a causa da lesão física, mesmo que tenham uma lesão física associada à VPI, e o facto de as sobreviventes de VPI recearem retaliações do agressor se denunciarem a VPI ao enfermeiro. As sobreviventes não estão dispostas a revelar o historial de VPI no seu historial médico e não estão conscientes dos seus direitos no que respeita à denúncia de VPI e ao facto de as sobreviventes considerarem normal o abuso por VPI.

"Estas mulheres com personalidades difíceis não se abrem facilmente, pelo que não se consegue obter muito delas e, por isso, são difíceis de selecionar".

"As mulheres maltratadas continuam a ficar com o agressor, especialmente quando ele é o único sustento da família e, por isso, mesmo que se faça uma triagem, não se está a ajudar muito."

"A maioria das mulheres grávidas nega ter sido abusada, mesmo que tenha marcas físicas, uma vez que a maioria delas não quer expor os seus maridos."

"Algumas temem ser mais maltratadas se os seus maridos souberem que as denunciaram à enfermeira, especialmente quando os maridos as acompanham ao hospital."

"As mulheres, especialmente as que não têm educação, não sabem que é errado o marido bater-lhes."

"Algumas mulheres de algumas culturas encaram o abuso como normal, especialmente quando a sua cultura encoraja

e condena o abuso".

CAPÍTULO 5
DISCUSSÃO

5.1 Introdução

Esta secção apresenta um debate sobre os principais resultados do estudo "Avaliação das barreiras associadas ao rastreio da violência por parceiro íntimo entre as mulheres grávidas na Maternidade de Pumwani, Nairobi". São tiradas conclusões e feitas recomendações com base nos resultados do estudo.

5. 2 Rastreio das práticas de VPI entre os enfermeiros.

Os resultados deste estudo revelaram que os enfermeiros compreendem o que implica o "rastreio" da VPI na gravidez (Tabela 4). Concordaram que o rastreio envolve a inquirição de rotina sobre o risco de VPI, a exposição atual, a exposição anterior e a utilização de um instrumento normalizado para o rastreio da VPI. Esta conclusão corrobora a opinião de Hindin (2006), que referiu que as parteiras estão preocupadas, interessadas e informadas sobre o rastreio da violência por parceiro íntimo.

Uma baixa percentagem de apenas 16% (n=20) efectuou o rastreio da VPI por rotina entre as mulheres grávidas, apesar de saberem o que significa o rastreio. Este facto é corroborado por Baig, et al (2006), que referiu que 95% dos prestadores de cuidados de saúde tinham conhecimentos adequados sobre o rastreio da VPI, mas apenas 15% deles faziam o rastreio de rotina da VPI. Kothari e Rhodes (2006) também concluíram que a prevalência do rastreio da violência por parceiro íntimo difere consoante as especialidades de cuidados de saúde e é, em geral, relativamente baixa. É comum as mulheres não serem questionadas sobre a VPI quando são atendidas na maioria dos estabelecimentos de saúde. Isto apesar das provas de que as mulheres vítimas de violência procuram frequentemente ajuda nos serviços de urgência.

A nível mundial, é consensual que, no rastreio da VPI, devem ser utilizados instrumentos normalizados.

Estas ferramentas incluem, mas não se limitam a: o Abuse Assessment Screen; Hurt, Insult, Threaten, and

Scream; The Woman Abuse Screening Tool/Woman Abuse Screening Tool-Short Form; The Partner Violence Screen; Composite Abuse Scale; Conflict Tactics Scale; Index of Spousal Abuse (Family Violence Prevention Fund, 2004; American Nurses Association, 2000). No estudo, 98% (n=123) não utilizaram qualquer instrumento normalizado para o rastreio da VPI (ver quadro 7). Os inquiridos referiram que recorriam a perguntas de carácter geral, especialmente quando havia indícios na história do sobrevivente ou nos resultados do exame físico. A maioria utilizou perguntas como "O que é que causou a lesão física que tem?"

5. 3 Barreiras pessoais ao rastreio da VPI entre as mulheres grávidas.

A falta de formação dos enfermeiros sobre o rastreio da VPI durante o seu programa de formação e o receio da reação do parceiro foram algumas das barreiras pessoais demonstradas neste estudo (ver quadro 11). Os resultados indicaram que os participantes com um nível de escolaridade elevado tinham 3 vezes mais probabilidades de efetuar o rastreio. Os que não referiram a falta de formação como uma barreira tinham 6 vezes mais probabilidades de fazer o rastreio e os participantes que receavam a reação do parceiro sobrevivente tinham 10% menos probabilidades de fazer o rastreio (ver quadro 15). Além disso, o estudo revelou que a falta de mentores e de modelos a seguir no rastreio da VPI e a falta de cooperação de outros profissionais de saúde são também obstáculos que impedem os enfermeiros de rastrear a VPI nas mulheres grávidas (ver quadro 11). Os prestadores de cuidados de saúde, e mais ainda os enfermeiros, poderiam beneficiar de formação contínua sobre medicação para o rastreio da VPI. A formação ensiná-los-ia a fazer o rastreio e a utilizar eficazmente os instrumentos normalizados durante o rastreio da VPI. Isto também capacitaria os enfermeiros para efectuarem o rastreio de forma profissional e, consequentemente, reduziria o receio da reação dos parceiros dos sobreviventes após o rastreio. Isto é apoiado por

Yonaka, et al (2007), Maina, (2009), Sprague et al (2012), Alper, (2010), e Sheila, et al (2012), que referiram que as barreiras potenciais mais significativas ao rastreio da VPI eram a falta de educação e de instruções sobre como fazer perguntas sobre os abusos, o impedimento por parte de outros profissionais de saúde e as preocupações com a sua segurança pessoal.

No entanto, este estudo não encontrou como obstáculos ao rastreio os antecedentes pessoais de abuso, as limitações de tempo, a falta de confiança e o facto de os prestadores de cuidados de saúde terem questões mais prementes para resolver. Além disso, as dificuldades em discutir a VPI, a apreensão em relação a diagnósticos incorrectos, o receio de invadir a privacidade dos doentes, o esquecimento de perguntar sobre os maus-tratos e o receio do envolvimento da polícia também não foram referidos como obstáculos importantes ao rastreio (Furniss, McCaffrey e Rovi, 2007; Sprague et al 2012; Alper, 2010; Sheila, et al 2012).

5.4 Barreiras relacionadas com a organização ao rastreio da VPI na gravidez

Os resultados deste estudo revelaram que a falta de um protocolo que aborde o rastreio da VPI, a elevada carga de trabalho para o enfermeiro e a fraca autonomia dos enfermeiros na gestão da VPI na gravidez para incluir o rastreio são as principais barreiras organizacionais ao rastreio da VPI (ver tabela 12). Os inquiridos também referiram que, e o fraco apoio dos administradores como principais barreiras que emanam da organização (ver tabela 12). O ambiente de prática em que os enfermeiros trabalham parece desempenhar um papel na previsão da probabilidade de rastreio de sobreviventes de VPI. Isto pode dever-se ao facto de o hospital não ter um protocolo adotado sobre a forma de lidar com os sobreviventes de VPI. Sendo o Pumwani um hospital público e a única maternidade de referência em Nairobi, espera-se que poucos enfermeiros cuidem de um grande número de pacientes, tal como sustentado por Wakaba, et al

(2014), que relata que o rácio de enfermeiros por paciente é de 0,43:1.000. Isto deixa o enfermeiro sem outra opção senão lidar apenas com o problema primário que levou o paciente a procurar cuidados médicos. A direção do hospital apoia os enfermeiros com recursos de acompanhamento e pessoais e, se estes faltarem, a produção geral de um enfermeiro é afetada. Este facto é apoiado pelos resultados de Lawoko, et al 2014, Leppakoski, et al 2014, Furniss, et al 2007, Sprague, et al 2012, Sheila, et al 2012, e Maina, 2009. A sua literatura indica que os prestadores de cuidados de saúde relataram diferentes desafios nas instalações quando cuidam de sobreviventes de VPI. Estes incluíam: falta de privacidade, falta de recursos de acompanhamento, pessoal de apoio inadequado, más condições de trabalho, a falta de um protocolo de escritório para abordar a VPI, elevadas exigências de trabalho, fraca autonomia sobre o trabalho.

No entanto, o estudo não concluiu que a falta de privacidade, as más condições de trabalho, a inadequação das salas de procedimentos e dos locais de rastreio afectassem o rastreio. No estudo, a falta de "facilitadores ambientais", como cartazes, também não teve um impacto negativo no rastreio da VPI. No entanto, Stayton e Duncan, 2005; Furniss, et al (2007), Sprague, et al (2012), Sheila, et al (2012), Maina, (2009), Lawoko, et al (2014) e Leppakoski, et al (2014) consideraram que constituem barreiras. Na sua literatura, indicaram que as más condições de trabalho no local e a falta de facilitadores ambientais afectaram negativamente o rastreio da VPI. Também referem outras barreiras organizacionais: poucas salas para o rastreio da VPI afectaram negativamente o rastreio da VPI.

5.5 Barreiras relacionadas com as mulheres grávidas na perspetiva dos enfermeiros

Os resultados deste estudo revelaram que os enfermeiros percepcionaram diferentes barreiras ao rastreio da VPI nas mulheres grávidas que emanam da própria mulher grávida (ver quadro 13). Estas barreiras incluem: mulheres grávidas sobreviventes com personalidades difíceis são difíceis de despistar e que a sobrevivente maltratada continuaria a ficar com o agressor. Outras barreiras percepcionadas que tiveram um significado estatístico incluem: as sobreviventes negam que as agressões sejam a causa da lesão física, mesmo que tenham uma lesão física associada à VPI, as sobreviventes de VPI têm medo de retaliação por parte do agressor se denunciarem a VPI à enfermeira e as sobreviventes não estão dispostas a revelar o historial de VPI no seu historial médico.

O estudo também revelou que as sobreviventes não estão conscientes dos seus direitos no que respeita à denúncia de VPI e que as sobreviventes encaram o abuso por VPI como normal. Estas conclusões corroboram as conclusões de Okemwa, et al 2009, OMS, 2005 e Sheila, et al 2012. A literatura destes estudos também concluiu que os enfermeiros consideram que as mulheres grávidas com problemas psicossociais e/ou personalidades difíceis são difíceis de rastrear, que as sobreviventes vítimas de abuso ficariam com o agressor de qualquer forma, o medo de retaliação por parte dos sobreviventes agressores, o facto de as mulheres grávidas não mencionarem o abuso na sua história clínica e o facto de as sobreviventes não conhecerem os seus direitos são as principais barreiras associadas ao não rastreio.

No entanto, o estudo não concluiu que a perceção da falta de confidencialidade, os métodos inadequados de inquirição por parte dos prestadores de cuidados, as atitudes estigmatizantes dos prestadores de serviços e a linguagem do doente interferem com o rastreio (Sheila, et al 2012).

CONCLUSÃO E RECOMENDAÇÃO

CONCLUSÃO

1. A prevalência do rastreio da VPI na gravidez é ainda baixa, situando-se nos 16%.

2. As barreiras pessoais incluem a falta de formação sobre o rastreio da VPI durante o seu programa de formação e o medo da reação do parceiro como barreiras ao rastreio. Também incluem a falta de mentores e de modelos a seguir no rastreio da VPI e a falta de cooperação de outros profissionais de saúde como obstáculos ao rastreio.

3. As barreiras organizacionais incluem a falta de um protocolo hospitalar que aborde o rastreio da VPI e a elevada carga de trabalho para o enfermeiro, sem esquecer a autonomia semanal na gestão da VPI na gravidez.

4. O enfermeiro apercebe-se de diferentes barreiras que emanam da mulher grávida. Estas barreiras incluem: as sobreviventes com personalidades difíceis são difíceis de despistar e a sobrevivente maltratada continuaria com o agressor. Outras barreiras incluem: as sobreviventes negam que as agressões sejam a causa de lesões físicas, mesmo que tenham uma lesão física associada à VPI, e as sobreviventes de VPI receiam retaliações por parte do agressor se denunciarem a VPI ao enfermeiro. As sobreviventes não estão dispostas a revelar o historial de VPI no seu historial médico e não estão conscientes dos seus direitos no que respeita à denúncia de VPI e consideram normal o abuso por VPI.

RECOMENDAÇÃO

1. É necessário um estudo em grande escala, com uma amostra de todo o país e que inclua todos os prestadores de cuidados de saúde, para confirmar os resultados deste estudo e comparar os resultados de diferentes partes do país.

2. Os hospitais devem organizar uma formação médica contínua para todos os seus profissionais de saúde sobre as actualizações em matéria de gestão da VPI.

3. As partes interessadas no sector da saúde devem organizar campanhas de sensibilização sobre os direitos reprodutivos, incluindo os passos que uma sobrevivente deve dar após a VBG.

4. As partes interessadas devem chegar a acordo sobre um instrumento de rastreio comum a utilizar no rastreio da VPI no Quénia, que os hospitais devem adotar ao desenvolverem um protocolo hospitalar sobre a gestão da VPI.

5. As partes interessadas devem considerar a possibilidade de integrar o rastreio da VPI no rastreio médico de rotina durante os cuidados pré-natais.

REFERÊNCIA

Alpert, E. (2010) *Intimate Partner Violence: The Clinician's Guide to Identification, Assessment, Intervention, and Prevention [Guia do Clínico para Identificação, Avaliação, Intervenção e Prevenção].* (5th ed) Waltham: Sociedade Médica de Massachusetts.

American College of Obstetricians and Gynecologists (2012) Intimate partner violence; Committee Opinion (Online). Disponível em http://www.acog.org (Acedido em 1/29/15). No. 518. Obstet Gynecol 2012;119:412-7

American Nurses Association (2000) *American Nurses Association position statement on violence against women* [Online]. Disponível em: http://www.nursingworld.org [Acedido em 1/29/15].

Baig, A., Shadigian, E., Heisler, M. (2006) Hidden from plain sight: Residents' domestic violence screening attitudes and reported practices. Journal of General Internal Medicine. 21.P. 949-954.

Barnett, C. (2005) Exploring midwives' attitudes to domestic violence screening (Explorando as atitudes das parteiras em relação ao rastreio da violência doméstica). *British Journal of Midwifery.* 13(3). p. 702-705.

Boinville, M. (2013) ASPE policy brief: screening for domestic violence in health care settings. Disponível em: http://aspe.hhs.gov/hsp/13/dv/pb screeningDomestic.cfm (Acedido em 1/9/14).

CDC (2014) Controlo de lesões e prevenção: Divisão de prevenção da violência. Disponível em: http://www.cdc.gov/violenceprevention/intimatepartnerviolence/definitions.html (Acesso em 8/1/2015).

Davis, W. (2008) Domestic violence: the "rule of thumb": 2008 western trauma association presidential address. *Journal of Trauma.* 43 (65). p. 969-974.

Family Violence Prevention Fund (2004) *National Consensus Guidelines on identifying and responding to Domestic Violence Victimization in healthcare setting.* Fundo de Prevenção da Violência Familiar: São Francisco, CA.

Furniss, K., McCaffrey, V., e S. Rovi (2007). Nurses and barriers to screening for intimate partnerviolence (Enfermeiros e barreiras ao rastreio da violência entre parceiros íntimos). *American Journal Maternal Child Nursing.* 32 (4). P. 238-43.

Gutmani, I., Beyon, C., Tutty, L., Wathen, C., MacMillan, H. (2007) Factores que influenciam a identificação e a resposta à violência por parceiro íntimo: um inquérito a médicos e enfermeiros. *Biomedical Central of Public Health.* 7 (12). p. (765-789).

Hindin, P. (2006) Intimate Partner Violence Screening Practices of Certified NurseMidwives (Práticas de rastreio da violência entre parceiros íntimos por parte de enfermeiras parteiras certificadas). Journal of Midwifery Women's Health. 51. p. 216-221

Janssen A., Holt V., Sugg, N., Emmanuel, I., Critchlow, C., e Herderson A. (2003) Intimate partner violence and adverse pregnancy outcomes: Um estudo de base populacional *American Journal of Obstetrics and Gynecology*. 5(188). p.1341-1347.

Serviço Nacional de Estatística do Quénia (KNBS) e ICF Macro (2010) Kenya Demographic and Health Survey 2008-09. Calverton, Maryland: KNBS e ICF Macro.

Kothari, L. e Rhodes, V. (2006) "Missed opportunities: emergency department visits by police identified victims of intimate partner violence." *Annals of Emergency Medicine.* (Online) 47 (2). p. 190-1999. Disponível em: http://www-ncbi-nlm-nih-gov.ezproxyhhs.nihlibrary.nih.gov/pubmed/16431233 (Acedido em 15/12/14).

Lawoko, S. Ochola, E., Oloya, G., Piloya, J., Lubega, M. Lawoko-Olwe, W., e Guwatudde, D. (2014) Readiness to Screen for Domestic Violence against Women in Healthcare Uganda: Associações com factores demográficos, profissionais e ambientais de trabalho. *Jornal Aberto de Medicina Preventiva.* (Online) 4 (4). p. 2014-44020. Disponível em: http://www.scirp.org/journal/paperInformation.aspx? (Acedido em 10/12/14).

Leppakoski, T., Flinck, A., Paavilainen, E. (2014) Avaliar e melhorar a resposta dos prestadores de cuidados de saúde à violência doméstica. *Hindawi Publishing Corporation: Investigação e Prática de Enfermagem.* (Online). Disponível em:

http://dx.doi.org/10.1155/2014/759682 (Acedido em 3/1/2015).

Maina, G., e Majeke, S. (2008) Intimate partner violence in Kenya: expamding healthcare roles. *Nursing Standard22* (35). p. 35-39.

Maina, M. (2009) Emergency medical response to intimate partner violence in Kenya. Nursing Standard (Royal College ofNursing) 23 (21). p. 35-39.

Naing, L., Winn, T., Rusli, B., (2006) Practical Issues in Calculating the Sample Size for Prevalence Studies (Questões práticas no cálculo do tamanho da amostra para estudos de prevalência). *Arquivos de Ciências Orofaciais.* 1. P. 9-14.

Conselho de Enfermagem do Quénia (2012) *Âmbito da prática dos enfermeiros no Quénia (3ʳ Ed).* Nairobi: NCK

O' Leary, D., Maiuro, D. (2002) *Psychological abuse in violent domestic relations.* New York: Springer. Conselho da População: Nairobi, Quénia.

Okenwa, L., Lawoko, S. and Jansson, B. (2009) Factors Associated with Disclosure of Intimate Partner Violence among Women in Lagos Nigeria. *International Journal of Injury and Violence Research.* (Online) 1 (12). p. 37-47. Disponível em: http://dx.doi.org/10.5249/jivr.v1i1.15 (Acedido em 15/12/14).

Paluzzi, P., Gaffikin, L., Nanda, J. (2000) The American College of Nurse-Midwives' domestic violence education project: Avaliação e resultados. Journal of Midwifery and Women's Health. 45. p. 384 -91.

savethecradl e. org/ pumwani-maternity-hospital/

Shamu, S., Abrahams, N., Temmerman, M., Musekiwa, A., Zarowsky, C., (2011) A Systematic Review of African Studies on Intimate Partner Violence against Pregnant Women: Prevalência e Factores de Risco. *DOI: 10.1371/journal.pone.QQ17591.* (Online) Disponível em : http://www.plosone.org/article/info%3Adoi%2F10.1371%2Fjournal.pone.0017591 (Acedido em 31/12/14).

Shears, K., Ambasa-Shisanya, C. (2008) *Helping victims of sexual coercion*. Family Health International.

Sheila, S., Kim, M., Nicole, S., Katelyn, G., Ngan, K., Mohit, B., Goslings, J. (2012) Barriers to Screening for Intimate Partner Violence. *Women & Health*. (Online), (52) 6. P. 587-605. Disponível em: DOI: 10.1080/03630242.2012.690840 (Acedido em 8/1/2015).

Stayton, D., e Duncan, M. (2005) "Mutable Influences on Intimate Partner Abuse in Health Care Settings: A Synthesis of the Literature". *Trauma, Violence, and Abuse*. (Online) 6 (4). p. 122-128. Availablefrom : http://tva.sagepub.com.ezproxyhhs.nihlibrary.nih.gov/content/6/4/271.full.pdf+html (Acedido em 15/12/2014).

Taft, A., O'Doherty, L., Hegarty, K., Ramsay, J., Davidson, L., Feder, G. (2013). Triagem de mulheres para violência por parceiro íntimo em ambientes de saúde. Base de dados Cochrane de revisões sistemáticas, edição 4. Art. No.: CD007007. DOI: 10.1002/14651858.CD007007.pub2.

Teten, L., Hall, N., Capaldi, M. (2009) Use of coercive sexual tactics across 10 years in at-risk young men: Padrões de desenvolvimento e comportamentos de namoro problemáticos concomitantes. *Archives of Sexual* Behavior. 25 (38). p. 574-582.

Grupo de Trabalho dos Serviços Preventivos dos EUA. (2013) *"Screening for Intimate Partner Violence and Abuse of Elderly and Vulnerable Adults"* (Online) Disponível em

http://www.nursingworld.org/MainMenuCategories/Policy-Advocacy/Positions-and-Resoluções/ANAPositionStatements/Position-Statements-Alphabetically/Violence-Against-Mulheres.html (Acedido em 15/12/2014).

Undie, C., Maternowska, C., Mak'anyengo, M., Birungi, H., Keesbury, J., Askew, I. (2012) *Rastreio de rotina da violência por parceiro íntimo em contextos de cuidados de saúde pública no Quénia: Uma avaliação da aceitabilidade*. Nairobi: Projeto APHIA II OR no Quénia/Conselho da População.

Undie, C., Maternowska, M., Mak'anyengo, M., Askew, I., (2013). "*Viabilidade da rotina Screening for Intimate Partner Violence in Public Health Care Settings in Kenya (Rastreio da violência entre parceiros íntimos em contextos de cuidados de saúde públicos no Quénia).* " Nairobi: Conselho da População.

Wakaba, M., Mbindiyo, P., Ochieng, J., Kiriinya, R., et al (2014) The public sector nursing workforce in Kenya: a county-level analysis. *Recursos Humanos para a Saúde* . 12 (6) [Online] doi:10.1186/1478-4491-12-6. Disponível em: http://www.human-resources-health.com/content/12/1/6 (Acedido em 7/7/2015).

OMS (2005) *Estudo multi-países da OMS sobre a saúde das mulheres· s Health and Domestic Violence against Mulheres.* Disponível em: http://www.who.int/violence injury prevention (Acedido em 15/12/2014).

OMS (2014) Violência contra as mulheres: Parceiros íntimos e violência sexual contra as mulheres (Ficha de informação Nº 239). Disponível em: http://www.who.int/mediacentre/factsheets/fs239/en/ (Acedido em 8/1/2015).

Yonaka, L., Yoder, M., e Sherck, P. (2007) Barriers to screening for domestic violence in the emergency department. *Jornal de Educação Contínua em Enfermagem.* 38 (1). p. 37-45

ÍNDICE DE CONTEÚDOS

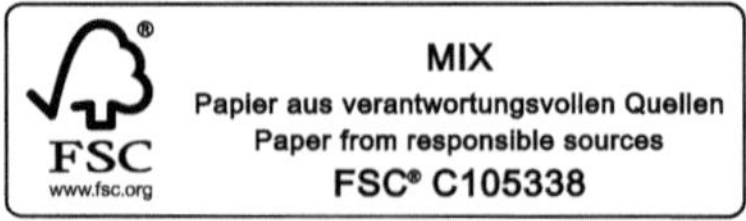

Printed by Books on Demand GmbH, Norderstedt / Germany